LA
CARIE DES DENTS

CONSIDÉRATIONS CHIMIQUES

SUR SA FORMATION & SA GUÉRISON

PAR

EDOUARD PAPOT

CHIRURGIEN DENTISTE

MEMBRE DE L'ASSEMBLÉE ADMINISTRATIVE
DE L'ÉCOLE ET DE L'HÔPITAL DENTAIRE LIBRES DE PARIS,
MÉDAILLE DE PREMIÈRE CLASSE
PAR LA SOCIÉTÉ DES SCIENCES, LETTRES ET ARTS
DE VOLTRI (ITALIE).

Sans bonnes dents
Pas de santé ;
Sans belles dents
Pas de beauté.

CHALONS-SUR-MARNE
IMPRIMERIE T. MARTIN, PLACE DU MARCHÉ-AU-BLÉ, 50.

1882.

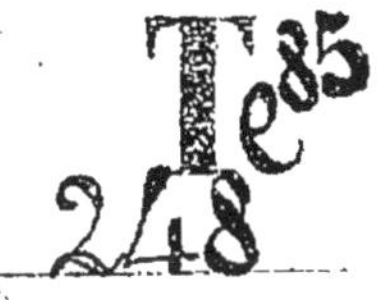

LA CARIE DES DENTS

LA
CARIE DES DENTS

CONSIDÉRATIONS CHIMIQUES
SUR SA FORMATION & SA GUÉRISON

PAR

Edouard PAPOT

CHIRURGIEN DENTISTE

MEMBRE DE L'ASSEMBLÉE ADMINISTRATIVE
DE L'ÉCOLE ET DE L'HÔPITAL DENTAIRE LIBRES DE PARIS,
MÉDAILLÉ DE PREMIÈRE CLASSE
PAR LA SOCIÉTÉ DES SCIENCES, LETTRES ET ARTS
DE VOLTRI (ITALIE).

> Sans bonnes dents
> Pas de santé;
> Sans belles dents
> Pas de beauté.

CHALONS-SUR-MARNE
IMPRIMERIE T. MARTIN, PLACE DU MARCHÉ-AU-BLÉ, 50.

1882.

LA
CARIE DES DENTS

CONSIDÉRATIONS CHIMIQUES

SUR SA FORMATION ET SUR SA GUÉRISON.

I.

CONSTITUTION DES DENTS.

Les dents, au nombre de trente-deux dans la bouche des adultes (16 en bas et 16 en haut), sont de petits corps blancs, très durs, très résistants, placés à l'entrée des voies digestives, et qui servent à diviser, à triturer ou à saisir les substances solides de l'alimentation.

Chaque dent se compose de deux parties distinctes : l'une molle et vasculaire formée par la pulpe dentaire ; l'autre très dure, composée de l'émail, de l'ivoire et du cément.

La pulpe dentaire est un petit organe mou, ordinairement rougeâtre, parcouru par des vaisseaux (artères et veines) et des nerfs ; elle n'a pas d'adhérence avec la paroi dentaire et représente, par sa forme, celle de la dent qui la contient.

Examinée au microscope, on la trouve composée d'une trame fibreuse, très serrée, remplie d'une matière transparente, granuleuse, au sein de laquelle on aperçoit des noyaux embryoplastiques. Parfois on y trouve aussi des amas de substances calcaires (phosphate de chaux).

L'émail est la substance qui recouvre la couronne partout où celle-ci dépasse la gencive. Son épaisseur est maximum sur la surface triturante ; elle est minimum au collet, où il disparaît. On l'a appelé substance vitreuse parce qu'il est blanc et légèrement diaphane. C'est la partie la plus dure du corps humain.

Voici sa composition d'après plusieurs auteurs :

Phosphate de chaux........	86,4
Carbonate de chaux..........	8,2
Matière organique..........	2,1
Hydrofluate de chaux.......	3,3
	100 »

L'ivoire, qu'on a aussi appelé *dentine*, et que recouvre l'émail à la partie supérieure, constitue la plus grande partie de la dent. Sa composition est la suivante :

Phosphate de chaux	62,08
Carbonate de chaux	5,60
Gélatine ou matière organique	27,60
Hydrofluate de chaux	4,72
	100 »

D'après les analyses qui ont été faites, on peut voir que l'émail et l'ivoire ne diffèrent dans leur composition, au point de vue chimique, que par la quantité de substance organique, qui est, pour l'ivoire, de 27,60, et pour l'émail de 2,1. Aussi l'émail est-il bien plus dur, pour protéger les dents contre les influences extérieures.

Le cément enveloppe la racine des dents ; c'est ce qui lui a fait donner le nom de *croûte pétreuse*.

Son épaisseur est maximum au sommet de la racine. Il est jaune et opaque, composé d'une substance fondamentale et de cavités osseuses (ostéoplastes de Robin) ; on prétend même y avoir vu des canaux de Havers.

En s'hypertrophiant, il forme quelquefois de petites saillies très dures, appelées *exostoses dentaires*. Il est recouvert par une membrane appelée *alvéole dentaire*, qui fait l'office d'un véritable *périoste*.

II.

MALADIES DES DENTS.

Les maladies des dents et les affections qui peuvent en résulter sont beaucoup trop nombreuses pour que je puisse, dans cet opuscule, les passer toutes en revue.

Voici le classement qu'on en peut donner, d'après un grand nombre d'auteurs :

MALADIES

1re SÉRIE — ATTAQUANT LES PARTIES DURES : Fracture, entamure, usure, atrophie, carie des dents, exostose, consomption des racines, etc.

2me SÉRIE — ATTAQUANT LES PARTIES MOLLES : Inflammation de la pulpe dentaire; sa fongosité, son ossification, etc., etc.

3me SÉRIE — RELATIVES A LEUR CONNEXION : La luxation, l'ébranlement, la dénudation des racines, les concrétions ou tartre, et l'odontalgie.

Je ne m'occuperai que de la carie, de ses causes, de sa production et des moyens de la guérir ; toutefois je dirai quelques mots sur le tartre dentaire.

III.

LA CARIE, SES CAUSES.

Un grand nombre d'auteurs se sont occupés
de cette question, et peu sont d'accord sur la
détermination des causes de cette maladie. Je
vais d'abord la définir : la carie est une altération
purement chimique des parties dures de la dent.

Pour m'exprimer dans un autre langage, je
dirai qu'elle est une simple combinaison des éléments des sels calcaires qui la composent avec un
élément acide, lequel, prenant naissance ou étant
accidentellement introduit dans la bouche, se
trouve en contact avec des matières pour les-
quelles il possède une certaine affinité.

Quant aux causes de la carie, on peut, d'après
la plupart des auteurs modernes, affirmer qu'elles
sont toujours externes. Disons tout de suite
qu'elle est favorisée par certaines dispositions
particulières, congénitales ou acquises, de struc-

ture, de conformation anatomique. Parmi ces dispositions fâcheuses, il faut citer : l'irrégularité ou l'obliquité des dents, qui permettent aux aliments de s'y amasser trop facilement et d'y fermenter ; les changements trop brusques de température produits dans la cavité buccale par des boissons ou des aliments trop chauds ou trop froids.

IV.

Supposons que du mucus, des matières alimentaires et de la salive viennent se placer dans
un interstice dentaire, ou dans une de ces anfrac-
tuosités qui sont signalées à la surface de certaines molaires :

Sous l'influence de l'air, de la chaleur et de
l'humidité, trois choses nécessaires à la fermentation, ces substances vont changer de nature, il
va s'y développer une substance acide qui se trou-
vera en contact immédiat avec les dents.

En vertu de ses propriétés chimiques, cet acide
commence par dissocier la surface des prismes de
l'émail, qui perdent alors leur transparence et
prennent l'aspect crayeux et friable qui représente le premier degré de la carie. La substance
active pénètre entre ces prismes, les détruit petit
à petit dans toute leur longueur, les sépare de la

matière organique avec laquelle ils étaient combinés, forme des sels de chaux qui s'en vont à l'état de poudre blanche et laissent à leur place une cavité où viennent s'accumuler d'autres matières organiques ; ces matières, soumises aux mêmes influences, reproduisent à leur tour un acide semblable au premier.

La destruction de l'émail se fait assez lentement, car cette substance est composée, ainsi que nous l'avons vu plus haut, de beaucoup d'éléments minéraux et de peu de matière organique. Quant à la coloration des parties, elle peut varier : tantôt c'est une tache noire très-foncée, due à des matières étrangères introduites dans les interstices des prismes de l'émail ; tantôt c'est une tache brunâtre ; souvent enfin, c'est un point blanc ou légèrement jaunâtre. Ces taches sont toujours indélébiles.

Lorsque l'agent d'altération arrive au contact de l'ivoire ou dentine dont la composition est plus riche en matière organique que celle de l'émail, il se produit une véritable imbibition des canalicules dentaires, et cette imbibition s'étend plus ou moins loin et plus ou moins rapidement. Alors la carie en est à son second degré. Les sels terreux, phosphates et carbonates, sont dissous et laissent à nu la matière organique avec laquelle ils étaient combinés.

Cette matière organique, semblable à la géla-tine, se ramollit, entre en fermentation et con-tribue, avec les aliments qui s'introduisent dans la cavité, à faire progresser la maladie.

Dans l'excavation causée par la carie dentaire il existe toujours une substance brune qu'il est facile de détacher par le grattage. Si l'on met cette substance en contact avec le papier de tour-nesol, elle le rougit immédiatement, ce qui prouve qu'elle est imprégnée de substance acide. Cette matière concourt puissamment à l'extension du mal ; c'est elle qui rend le contact des dents cariées si dangereux pour celles qui les avoisinent.

Lorsque la carie approche du centre de la dent ou atteint même la pulpe, la carie est arrivée au troisième degré. Par suite de son contact avec l'air ou avec les matières étrangères, la pulpe s'enflamme et donne lieu à des douleurs vives et insupportables.

Rendons-nous compte, en passant, d'un phénomène assez simple en réalité, quelque extraordinaire qu'il soit en apparence : je veux parler de la *double carie*.

Lorsque des matières alimentaires, des mucosités imbibées de la substance active, c'est-à-dire d'un acide, se logent entre deux dents et y séjournent pendant un certain temps, les deux dents subissent la mauvaise influence de la substance acide et se trouvent attaquées toutes les deux. On dit alors qu'il y a double carie. Il y aurait encore double carie, mais cette fois *par contagion*, si une dent saine avoisinait une dent malade et qu'elle fût en contact avec les matières actives provenant de l'altération de cette dernière.

On a prétendu, et les faits viennent quelquefois à l'appui de cette assertion, que la carie peut être un travail pathologique se développant à la suite d'une inflammation ; mais, comme nous l'avons dit, elle est due le plus souvent à des influences extérieures. Ajoutons que des corps étrangers à l'organisme, comme des dents d'ivoire, d'hippopotame ou même des dents humaines, peuvent être atteints de carie véritable, s'ils sont placés dans les conditions que nous avons indiquées.

V.

CARIE D'UNE DENT HUMAINE ARTIFICIELLE.

Il y a une dizaine d'années, j'avais extrait à une dame une dent très saine dont j'avais fait, à l'aide d'un pivot, une dent artificielle à l'un de mes clients. A quelques mois de l'opération, cette dent était colorée en brun et présentait, sur la partie en contact avec la dent voisine, une cavité ovalaire remplie de matières alimentaires noirâtres en putréfaction. Elle laissait exhaler une odeur infecte et donnait au papier de tournesol une réaction acide.

L'altération était tout à fait identique à celle des dents naturelles, et, en particulier, à celle de la dent voisine devenue malade par suite de son contact avec la dent artificielle. Le fait que je viens de citer, n'est pas unique dans les annales de la science dentaire.

M. Magitot, dans ses recherches sur la Carie

dentaire, fait connaître plusieurs observations du même genre.

On peut donc conclure de là que la *carie des dents artificielles offre les mêmes caractères que celle des dents naturelles*.

Il sera bon de présenter quelques expériences que j'ai faites à la suite de cette observation.

Dans un flacon contenant 10 % de vinaigre et 90 % d'eau j'ai introduit quelques dents non cariées recouvertes de cire, les unes complètement, les autres seulement à moitié dans le sens de la longueur.

Au bout d'un mois l'émail avait la couleur grisâtre de la craie mouillée ; il s'écrasait facilement entre les doigts, et la racine se laissait couper par tranches : cela partout où la dent n'était pas recouverte de cire.

Ce fait prouve que l'acide acétique étendu et, par suite, le vinaigre, dont la composition est analogue, peut avoir une grande influence sur toutes les parties de la dent. Il peut, sinon produire la carie, du moins hâter ses progrès.

Aussi nous conseillerons aux personnes jalouses de conserver leurs dents, de ne pas abuser de certains aliments qui, comme la salade, contiennent du vinaigre. Nous leur recommanderons en même temps de s'abstenir des vinaigres de toilette et en particulier du vinaigre de Bully pour se rincer la bouche. Il faut se défier aussi des eaux et des poudres dentifrices préparées par des personnes incompétentes dans l'art dentaire.

Dans un autre flacon contenant du jus de citron, une molaire, après quinze jours de macération, donnait aussi une réaction acide, et son émail, presque complétement transformé en citrate de chaux, pouvait s'écraser entre les doigts. Les racines étaient flexibles comme de la gélatine ; leur couleur était jaunâtre, et on pouvait les couper avec des ciseaux. La même expérience, répétée avec du jus d'orange, du jus de pommes, de poires, de groseilles, donne les mêmes résultats. Il est donc dangereux pour les dents de manger beaucoup de fruits, et de faire un usage trop répété de boissons acides, telles que limonades gazeuses et eaux de citron.

D'autres expériences faites avec l'alun ont prouvé que cette matière n'agit que sur l'émail, en respectant complètement l'ivoire. Elle n'en est pas moins pernicieuse.

L'alun a été introduit dans certaines poudres dentifrices, dans le but de blanchir les dents. Il faut éviter de se servir de ces poudres ; car tout en blanchissant les organes de la mastication, elles ont sur eux une influence désastreuse.

Les altérations chimiques des dents soumises, dans les expériences précédentes, à l'action des acides, sont en réalité de véritables caries. Lors donc que cette affection se produit, c'est que la bouche contient des liquides acidulés. Il est donc urgent d'étudier le liquide que la nature nous a donné pour aider à la mastication : je veux parler de la salive.

VI.

LA SALIVE ; SA COMPOSITION

On sait que la salive est un liquide sécrété par les glandes parotides, sous-maxillaires et sublinguales. Tous les chimistes sont unanimes pour reconnaître qu'à l'état normal, ce liquide est franchement alcalin. Voici sa composition d'après un ouvrage américain traduit par le docteur Andrieux :

Eau.	995,16
Matière organique.	1,34
Sulfocyanure de potassium.	0,06
Phosphate de soude, de chaux et de magnésie.	0,98
Chlorures de sodium et de potassium.	0,84
Mélange d'épithélium	1,62
Total	1000 »

Il y a dans la salive un mélange de deux sortes de matière organique : la première donnée par la sécrétion des glandes sous-maxillaires et sublinguales et qui est appelée ptyaline ; c'est à elle que la salive doit sa viscosité. L'alcool coagule la ptyaline tandis que la chaleur ne peut produire le même effet.

L'autre espèce de matière organique est donnée par les glandes parotides ; elle se distingue de la première en ce qu'elle n'est pas visqueuse et qu'elle se coagule sous l'action de la chaleur.

La présence du sulfocyanure de potassium, la seule matière minérale particulière à la salive, est révélée par une solution de chlorure de fer avec laquelle cette matière donne un composé d'une couleur rouge caractéristique.

D'après quelques auteurs, la composition de la salive comprendrait :

> de l'albumine ;
> de la caséine ;
> du mucus ;
> des cellules épithéliales ;
> des matières grasses ;
> des parasites animaux et végétaux ;

une matière organique spéciale, la ptyaline ;

des substances inorganiques (carbonates,
phosphates, etc.)

Comme on le voit, cette composition ne diffère
de la première que par l'exposition des différentes
parties qui constituent la matière organique.

Tant que la salive conserve son état normal, il
est rare que l'on trouve dans une bouche des
indices de carie, et, dans ce cas cette maladie ne
peut provenir que d'influences étrangères. Le
papier de tournesol introduit dans une bouche
saine ne rougit jamais. Le même papier donne,
dans une bouche malade, une réaction acide, qui,
souvent, sert à mettre sur la trace de la dent
cariée que renferme cette bouche.

Voici un autre moyen employé, en ma présence,
par une de mes clientes pour me faire découvrir
une dent malade. Ce moyen, que je considère
comme insuffisant pour le plus grand nombre des
cas, suppose un odorat excessivement déve-
loppé.

Cette dame touche tous les matins ses dents les

unes après les autres avec le doigt indicateur ; elle porte ensuite ce doigt à son nez, et, par l'odeur du mucus imprégné sur chaque dent, elle éprouve une sensation acide qui est pour elle un avertissement.

Je ne puis guère conseiller ce mode d'inspection à mes confrères, mais je dois dire que ma cliente m'a mis plus d'une fois, par ce moyen, sur la trace d'une carie dont j'aurais été loin de soupçonner l'existence.

Revenons à la salive.

Nous venons de voir qu'à son état normal elle est franchement alcaline. En conséquence non-seulement elle est incapable de produire par elle-même la carie, mais encore elle neutralise les acides et préserve les dents de leur mauvaise influence. Plus la salive sera abondante et plus aussi la bouche sera saine.

L'exemple suivant va nous prouver que l'acidité de la bouche, dans le plus grand nombre des cas, est en raison inverse de la quantité de salive sécrétée.

Une maladie bien connue, la fièvre typhoïde,

diminue la sécrétion salivaire et produit une augmentation relative du mucus buccal. Ces deux matières, alors très visqueuses, très épaisses, s'attachent à la surface des dents et surtout au collet, s'y sèchent, et y forment ces amas d'un aspect noirâtre qu'on appelle *fuliginosités*.

Si la sécrétion de la salive devient plus abondante, cette espèce d'enduit l'empêche d'exercer son action favorable. La salive ne peut franchir ce limon et aller entre les dents neutraliser les acides développés par les matières alimentaires qui séjournent dans les intervalles. Alors la carie peut exercer en liberté ses ravages, auxquels viennent s'ajouter ceux qui sont produits par les limonades, sulfuriques, azotiques ou citriques, que l'on donne dans ce cas au malade pour étancher sa soif excessive.

On a observé que le tabac n'a pas d'action malfaisante, mais qu'au contraire, en excitant les glandes salivaires, il provoque la sécrétion d'une grande quantité de liquide alcalin et que, par suite, c'est un auxiliaire indirect pour combattre l'acidité de la bouche. Mais il a un inconvénient, c'est celui de former sur le collet et sur l'émail un dépôt noir de charbon peu agréable à la vue.

L'étiologie de la Carie étant maintenant bien connue, il nous faut indiquer les moyens de s'en préserver et de la guérir.

———

VII.

TRAITEMENT PRÉSERVATIF CONTRE LA CARIE.

Le traitement à suivre pour se préserver de la carie est très-simple et se déduit de tout ce que nous avons dit précédemment. Il consiste : 1° à tenir les dents dans un état constant de propreté ; 2° à neutraliser les acides qui peuvent se trouver dans la bouche.

1° *Tenir les dents propres.* — On comprend déjà que cette précaution a pour but d'empêcher l'accumulation des matières alimentaires sur les dents ou dans les intervalles et la formation de ce limon visqueux et jaunâtre, qui non-seulement dépare la bouche, mais encore développe les substances acides, capables de produire la carie ou de hâter ses progrès.

Voici ce que nous conseillons de faire :

1º Après chaque repas se nettoyer soigneusement les dents, en passant dans les intervalles un cure-dents en plume : on extrait ainsi les portions d'aliments qui ont pu s'y loger.

2º Se rincer la bouche avec de l'eau tiède, afin de chasser les matières extraites par le cure-dents ;

3º Le matin et le soir, se rincer encore la bouche, mais avec de l'eau fraîche, puis promener une brosse dans tous les sens sur les dents et sur les gencives, sans craindre d'irriter ces dernières. À tout autre cure-dents, nous préférons le cure-dents en plume qui, en vertu de sa flexibilité, pénètre partout sans occasionner de blessures. Il est bien entendu que l'on proscrira les cure-dents en ivoire, en argent ou en or, et en général tous les objets de nature métallique, qui ne peuvent avoir les avantages du cure-dents en plume et qui ont l'inconvénient d'attaquer l'émail par suite de leur dureté.

Certains auteurs, et Maury en particulier, recommandent de se servir d'une brosse très-douce pour éviter de faire saigner les gencives. Nous ne sommes pas de cet avis, et nous conseillons au contraire l'usage de brosses assez dures. Il ne faut pas avoir peur d'irriter les gencives car, si elles saignent, c'est qu'elles sont malades ou que les soins de la bouche ont été négligés jusqu'alors ; après quelques jours de friction à la brosse, elles deviennent saines et dures et le sang ne reparaît plus. L'action mécanique de la brosse suffit généralement, avec l'eau, à enlever les dépôts formés entre les dents ou à leur collet. Si, cependant, son action n'était pas suffisante, il faudrait la compléter en employant des poudres ou des eaux dentifrices, pourvu toutefois que ces poudres ou ces eaux ne contiennent ni alun ni matières acidulées.

2° *Neutraliser les acides qui peuvent se trouver dans la bouche.*

Cette neutralisation s'obtient en introduisant dans la bouche des matières alcalines, soit en liquides, soit en poudre, et que l'on appelle dentifrices.

Il faut, autant que possible, que la composition du dentifrice soit indiquée par le dentiste, qui est plus apte que personne à mettre le dentifrice en rapport avec l'état des dents.

Les dentifrices en poudre sont préférables aux liquides, parce qu'ils s'altèrent beaucoup moins. L'un des plus simples est le bicarbonate de soude aromatisé avec quelques gouttes d'essence de menthe.

Si, cependant, on veut se servir de dentifrices liquides, on fera dissoudre dans un litre d'eau 12 ou 15 grammes de bicarbonate de soude, et on se rincera la bouche matin et soir avec cette dissolution.

VIII.

TRAITEMENT CURATIF DE LA CARIE.

Ce traitement, qui doit être l'affaire du dentiste, varie suivant les phases de la maladie.

On est convenu, de la diviser en trois périodes. Dans la première période la couche d'émail seule est envahie ; il n'y a pas généralement de douleur, ce qui fait qu'on s'en préoccupe assez peu.

Dans la deuxième, non seulement l'émail est détruit, mais l'ivoire est attaqué à son tour et ramolli sur une très grande épaisseur. Alors éclate une douleur sourde, continue, agaçante, et qui varie d'intensité avec les changements brusques de température. Dans la troisième période, la pulpe dentaire est mise à nu : c'est alors qu'apparaît l'odontalgie véritable ; la dent malade cause des douleurs excessivement vives qui s'étendent parfois jusqu'aux dents voisines et peuvent provoquer le gonflement ou même les abcès.

Les trois périodes étant bien délimitées, il nous faut indiquer le traitement à suivre pour chacune d'elles.

1re *Période*. — Le traitement consiste à enlever la partie cariée, soit à l'aide de la lime, soit avec le secours de la rugine.

L'opération est assez facile quand la carie se produit entre deux incisives. Il suffit d'introduire la lime entre les deux dents malades et, par un mouvement de va-et-vient, de transformer en une surface plane la petite cavité qui s'est formée, en ayant soin de ne laisser aucune partie malade.

Si la maladie s'est produite entre deux molaires, l'opération devient plus difficile ; néanmoins, à l'aide des excavateurs, de la rugine et de la fraise on arrive à un résultat satisfaisant.

2me *Période*. — On enlève avec précaution, à l'aide d'une curette, toutes les matières provenant de la décomposition de l'ivoire ; on rugine les parois ainsi que le fond, soit à l'excavateur, soit à la fraise, en ayant soin d'opérer avec beaucoup de précautions, pour ne pas découvrir la pulpe. — Si cette opération ne cause aucune douleur, on dessèche la carie avec un tampon d'amadou ou de coton.

Alors on peut procéder à l'obturation. Si, au contraire, le malade éprouve des douleurs très-vives, soit spontanément, soit au contact de corps étrangers, il faut avant tout faire de la thérapeutique.

Dans ce but, on enlève d'abord autant que possible les matières étrangères qui se trouvent dans la carie. On se sert pour cela d'un instrument portant à son extrémité une boulette de coton avec laquelle on nettoie délicatement l'intérieur de la dent.

Ce nettoyage fait, on introduit dans la carie une boulette de coton imbibée d'un mélange en parties égales de chloroforme et de laudanum de Rousseau, et on recouvre avec une autre boulette trempée dans un vernis ou dans la teinture de benjoin préalablement évaporée.

On peut remplacer le mélange précédent par un autre composé de 2 parties de chloroforme et de 4 parties de teinture d'aconit.

Lorsque le pansement a fait disparaître toute douleur, on nettoie la carie comme précédemment, et si la sonde, introduite avec précaution, ne fait découvrir aucune partie sensible, l'obturation peut être pratiquée.

Dans le cas contraire, le contact de l'instrument provoquant de la douleur, j'ai l'habitude de recourir à la mixture de zinc, composée d'oxyde de zinc et d'une quantité de créosote suffisante pour former, avec l'oxyde, une pâte sirupeuse. Après deux ou trois pansements la douleur disparaît et l'on peut obturer.

3ᵐᵉ *Période.* — Le premier but que l'on doit viser, c'est l'insensibilisation de la dent. A cet effet, on introduit dans la dent un mélange de laudanum et de chloroforme ; quelquefois on obtient de meilleurs résultats avec un mélange en parties égales de teinture d'iode et de teinture d'aconit. Il est bon de conseiller ensuite au malade quelques gargarismes émollients, tels que décoction de guimauve additionnée de pavot.

L'insensibilité étant obtenue, il faut chercher à détruire la pulpe, et, pour cela, on a recours à la mixture d'acide arsénieux. Je ne fais jamais, sur la même dent plus de deux applications de cette substance caustique, afin d'éviter une périostite alvéolaire.

La pulpe détruite, on procède à l'obturation, que l'on appelle vulgairement plombage.

Les principaux plombages que j'emploie sont l'aurification, l'or amalgame de Davis, le plombage Lemale et le ciment porcelaine de Fletchers.

L'aurification est certainement le meilleur mode d'obturation. Malheureusement, dans une petite ville de province, il est peu rémunérateur pour le dentiste ; c'est pourquoi je me vois souvent forcé de substituer à l'or un amalgame moins couteux, l'amalgame d'or de Davis. Pour les molaires ou pour toute carie peu apparente, je me sers de cet amalgame. Mais pour les canines et les incisives, et, en général, pour toute carie très apparente j'emploie le ciment porcelaine de Fletchers.

Les différents plombages étant connus, nous allons étudier le mode d'obturation d'une dent dont la pulpe a été atteinte ou détruite.

On commence par injecter de l'eau tiède dans la carie afin d'en chasser toutes les impuretés, puis au moyen de coton ou de toile-éponge on dessèche la cavité.

Ces deux premières opérations étant pratiquées, j'ai l'habitude de coiffer l'orifice du canal dentaire avec un tout petit morceau de toile-éponge, imbibé de la composition suivante :

1° Bitume de Judée ⎱
2° Huile de lin ⎰ parties égales,

après l'avoir préalablement fait fondre sur un feu modéré.

Cette coiffe est destinée à embaumer les restes d'une pulpe mortifiée qui auraient été inconsciemment laissés.

Après avoir pressé cette coiffe conservatrice pour en enlever le bitume en excès, j'obture définitivement la dent.

Lorsque le plombage a acquis une certaine dureté, je pratique une perforation au centre et dans le sens du canal dentaire. J'obtiens ainsi un canal artificiel qui permet aux gaz de s'échapper, s'il se trouvait quelques matières en décomposition, et qui, en même temps, peut me permettre l'introduction d'un médicament, au cas où la dent redeviendrait sensible.

Ce n'est pas sans une certaine satisfaction, assez légitime du reste , qu'après avoir pratiqué l'obturation de la manière que je viens d'indiquer, j'ai trouvé, en consultant les ouvrages du docteur Magitot, un mode de procéder à peu près sem-blable.

Autrefois, avant la création de mon cabinet, on ne connaissait qu'un mode de soulagement aux affections dentaires : l'*Extraction*. Le dentiste n'était alors considéré que par la force de son poignet. Aujourd'hui, grâce aux progrès de la science dentaire, grâce aussi aux sacrifices que j'ai dû m'imposer pour persuader mes clients, j'en suis arrivé à pratiquer tout au plus deux extractions par semaine. Pour obtenir ce résultat, il m'a fallu sacrifier gratuitement bien des heures de travail ; il m'a fallu insister souvent auprès de mes clients pour les faire consentir à faire soigner leurs dents au lieu d'en demander l'extraction ; et, dans tous les cas, je n'ai dû exiger et je n'exige encore mes honoraires que, chaque fois que j'obtiens la conservation de la dent soignée.

IX.

DU TARTRE DENTAIRE.

Le tartre est une masse pierreuse diversement
colorée, ordinairement jaunâtre, qui se dépose
sur les dents, si l'on n'a pas le soin de l'enlever à
mesure qu'il se produit.

Il est formé de 70 0/0 de phosphates et carbonates terreux, mélangés à des matières organiques, à du mucus, à des leptothrix, des infusoires,
des microzymas et à une foule de parasites végétaux et animaux, tels qu'on en trouve dans les
cavités des caries en voie de progression.

Certains auteurs ont examiné plus spécialement
les granulations et les ont regardées comme des
carapaces calcaires d'infusoires.

L'élément filamenteux considéré particulière-
ment par M. Robin, a reçu le nom de *filaments
de leptothrix*, ou *vibrions ;* les granulatións et filaments viendraient d'un même principe, infusoires
infiniment petits, les *microzymas*.

Dans le courant du mois d'avril 1882 j'ai eu l'occasion de constater, à la loupe, l'existence, dans le tartre et dans les caries, des infusoires dont j'ai parlé plus haut et peut-être de microzymas.

Dans la bouche d'un jeune homme de 16 ans, que je fus appelé à soigner, presque toutes les molaires supérieures et inférieures étaient attaquées de carie molle. Tout l'intérieur des couronnes était désorganisé, à tel point qu'à l'aide de mes instruments, je pouvais enlever des couches de dentine très-épaisses. Je recueillis quelques fragments de cette dentine en décomposition et les laissai séjourner pendant une heure à peine dans un mortier de verre que j'avais préalablement rempli d'eau.

Je vis alors, avec le secours de la loupe, une multitude de petits points noirs se détacher de la carie et s'agiter dans tous les sens au milieu de l'élément liquide. Je fis observer ce phénomène à une autre personne, qui constata avec moi l'existence de ces petits êtres organisés.

X.

FORMATION DU TARTRE.

Dès le début, le tartre, d'abord mou, gluant, limoneux, se dépose par couches qui durcissent de plus en plus, au point de faire presque corps avec les dents ; c'est surtout pendant la nuit qu'il se dépose, au point de remplir bientôt les interstices des dents.

Le tartre, quand il est abondant, est l'indice d'une réaction alcaline habituelle de la salive.

Certains auteurs ont prétendu que le tartre est fourni par les alvéoles ; d'autres qu'il est le produit des aliments ; d'autres, et je me rallie plutôt à ces derniers, qu'il est dû à la précipitation des phosphates et des carbonates terreux contenus dans la salive, car ces sels sont précipités sous l'influence de la matière organique altérée.

La preuve que ces concrétions viennent de la

salive, c'est qu'on les trouve sur les dents inférieures qui sont le plus baignées par ce liquide.
Et c'est là qu'elles ont le plus de tendance à se
déposer : on en rencontre bien moins souvent sur
les dents supérieures, et, quand il s'en forme,
c'est en moins grande quantité.

Il est rare de rencontrer du tartre à la face postérieure des incisives supérieures, tandis qu'on le
rencontre très-souvent à la face postérieure des
incisives inférieures.

Nous avons là, en effet, l'ouverture des glandes
sublinguales, qui fournissent constamment de la
salive.

De même pour les molaires : c'est surtout en
face de l'ouverture des canaux de la glande paro-
tide que se déposent les plus fortes couches de
tartre.

Il se forme en quantité d'autant plus considé-
rable que les dents cessent de prendre part à la
mastication.

Quoique renfermant des parasites animaux ou
végétaux (leptothrix, microzymas, etc.), le tartre
n'est jamais cause de carie dentaire ; au contraire

il préserve toujours de cette maladie la partie de la dent sur laquelle il est déposé.

Il y a donc, là encore, une preuve évidente que la carie, au lieu d'être engendrée par des infusoires, des vibrions, des microphytes, etc., comme l'ont prétendu quelques auteurs contemporains, est bien due uniquement à l'action des acides, ainsi que nous l'avons précédemment expliqué.

XI.

LÉSIONS PRODUITES PAR LE TARTRE.

1º *Déchaussement du collet des dents.* — Le tartre s'introduit petit à petit entre la dent et la gencive : la dent n'étant plus alors soutenue par les parties molles, devient branlante ; si le tartre pénètre plus profondément, il finit par soulever la dent et par la faire sortir de son alvéole.

2º *Inflammation des gencives.* — *Phlegmons ou abcès.* — Le malade commence par éprouver un sentiment de tension douloureux dans la région affectée ; peu à peu les parties se gonflent, deviennent rouges, brûlantes ; il surgit alors une douleur intense, pongitive, lancinante.

La phlegmasie, dans les cas les plus simples, reste bornée à la gencive malade ; dans d'autres cas la joue participe au gonflement ; il s'y développe une forte chaleur, une extrême sensibilité, qui augmente par les mouvements de la mâchoire et par le toucher : il y a ce qu'on appelle vulgairement une fluxion, qui se termine ordinairement par résolution ou suppuration.

3° *Irritation des conduits et des glandes salivaires.* — Dans ce cas survient une sécrétion plus abondante de la salive, qui est avalée ou rejetée : de là, cause d'épuisement, perte pour l'économie, troubles dans les digestions.

4° *Aphtes.* — Bien que cette affection se développe surtout sous l'influence d'un état général, le lymphatisme ou toute cause débilitante, on l'observe souvent chez les personnes dont les dents sont couvertes de concrétions calcaires, et il disparaît si l'on a le soin d'enlever ces dépôts de tartre.

5. *Fétidité de l'haleine.* — Elle provient non-seulement de l'ulcération et de la suppuration des gencives, mais encore de la décomposition des matières organiques qui imprégnent ces dépôts calcaires et qui entrent en putréfaction.

XII.

CONCLUSION.

De tout ce que je viens de dire il me reste à conclure que la propreté de la bouche doit être l'objet d'une préoccupation sérieuse, chez les personnes jalouses de conserver leurs dents.

Nous venons, en effet, de constater les désastres produits par le manque de soins, par la négligence qu'on apporte généralement à tenir la bouche dans un état sanitaire satisfaisant.

Et les soins auront pour résultats, non-seulement une mastication plus régulière et partant une digestion plus facile, mais encore une netteté plus grande dans l'articulation des mots et de la grâce dans l'expression de la bouche.

L'expérience de tous les jours prouve que les personnes qui ont l'habitude de parler en public articulent beaucoup mieux avec de belles et bonnes dents que celles qui en sont dépourvues ou qui les laissent dans un état de malpropreté constant.

Quelle différence aussi, entre le gracieux sourire d'une jeune fille dont les dents sont tenues avec soin et celui d'une de ses compagnes qui se voit obligée, pour dissimuler une bouche mal entretenue, de sourire du bout des lèvres !

L'hygiène de la bouche demande donc que chaque jour, matin et soir, après chaque repas, on se nettoie soigneusement les dents, afin d'empêcher l'accumulation des matières alimentaires et de faire disparaître le limon visqueux qui dépare et empoisonne la bouche.

Je ne saurais trop recommander aux parents, aux maîtres et aux maîtresses de pension, à tous les chefs d'institution en général, de faire prendre aux enfants confiés à leur direction, ces habitudes de propreté si nécessaires à la conservation des organes de la mastication. Plus tard, les enfants sauront apprécier l'importance de cette recommandation.

C'est pour atteindre le même but, qu'au commencement de l'année 1882, j'ai adressé à M. le

Maire de Châlons-sur-Marne une pétition tendant à obtenir l'organisation, dans les écoles primaires de cette ville, d'un service dentaire gratuit.

La municipalité de Paris a fait dernièrement un chaleureux accueil à une pétition semblable : j'espère que notre pays se fera un scrupuleux devoir d'imiter, dans cette heureuse innovation, l'exemple de notre capitale.

FIN.

NOTA. — Au moment de faire mettre sous presse j'apprends avec regret que le Conseil Municipal, dans une délibération récente, vient de rejeter la pétition dont il est parlé ci-dessus.

TABLE DES MATIÈRES

Châlons, imp. T. Martin.

T. M.

www.ingramcontent.com/pod-product-compliance
Ingram Content Group UK Ltd.
Pitfield, Milton Keynes, MK11 3LW, UK
UKHW022330120726
13694UKWH00004B/1568